Albert Dastre

Epizooties et maladies coloniales

Le savoir en poche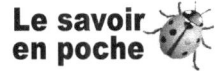

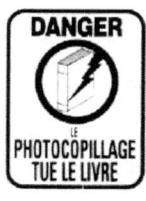
ISBN : 978-1548215194

10 9 8 7 6 5 4 3 2 1

Albert Dastre

Epizooties et maladies coloniales

Le savoir en poche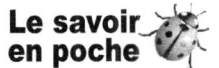

Table de Matières

Introduction

Pays nouveaux, maladies nouvelles ! A mesure que le mouvement d'expansion coloniale ouvre de nouveaux domaines aux entreprises agricoles, industrielles, commerciales ou seulement militaires des nations européennes, c'est aussi un champ nouveau qui est ouvert à la médecine et à l'art vétérinaire de la vieille Europe. Nos connaissances classiques ne suffisent plus. Ce sont, en effet, d'autres maladies qui règnent dans ces contrées lointaines. La pathologie des pays chauds, et particulièrement de l'Afrique tropicale et australe, n'est point celle de nos climats tempérés. L'homme et les animaux domestiques y sont assaillis par d'autres ennemis : leur santé et leur vie sont menacées par d'autres agents morbides.

On conçoit qu'une des conditions fondamentales de l'établissement de l'Européen dans ces contrées et du succès de ses entreprises soit de connaître ces dangers naturels et d'y parer. Il a donc fallu étudier les affections exotiques, en découvrir les agents de propagation, et organiser contre eux les moyens de défense et de lutte appropriés. Et, en ce faisant, on ne vise pas seulement à protéger, dans chaque cas, un point particulier du domaine colonial, mais on travaille pour les autres colonies et pour la métropole elle-même, car quelques-unes de ces affections morbides sont susceptibles de se propager à d'autres régions que celle d'où elles tirent leur origine et où elles ont été longtemps cantonnées. N'a-t-on pas gardé le souvenir de la terrible épidémie de fièvre jaune qui, importée d'Amérique, ravagea, en 1901, le Sénégal ?

Des médecins, des naturalistes, des biologistes se sont dévoués, depuis quelques années, à ces études de médecine coloniale. Ils ont obtenu des résultats qui, au point de vue purement scientifique, sont infiniment intéressants et

Albert Dastre

qui ne peuvent manquer d'avoir des conséquences pratiques de grande importance. Nous nous proposons de donner ici un court aperçu de cette œuvre féconde, — ou plutôt, d'une partie seulement de cette œuvre, de celle qui est relative aux infections parasitaires du sang qui ont décimé, dans ces derniers temps, les bêtes de trait et de bât, chevaux, ânes, mulets, chameaux et les troupeaux de moutons et de bœufs de diverses contrées africaines..

Section I

On commence à bien connaître aujourd'hui les principales maladies infectieuses qui, en Afrique particulièrement, s'attaquent aux animaux domestiques et à l'homme même.

Il faut citer parmi ces épizooties : le *Nagana*, qui sévit dans une très grande étendue du continent africain et qui fait périr les bêtes de trait ou de charge et le bétail ; — la *Surra*, anémie pernicieuse de même nature qui frappe les bœufs et les chameaux de l'Inde anglaise et des Indes néerlandaises et qui en 1901-1902, importée à l'île Maurice, y détruisit une partie du gros bétail et la presque-totalité des chevaux et des mules ; — le *mal de Caderas* qui règne dans l'Amérique du Sud ; — la *Dourine*, maladie des chevaux reproducteurs qui se montre dans le sud de l'Europe, en Amérique, en Algérie, à Java ; — le *Galziekte* ou fièvre bilieuse qui s'attaque aux bovidés de presque tout le Sud Africain, Transvaal et Cap.

Un lien étroit rattache entre elles ces affections meurtrières qui frappent les animaux, et les rattache en même temps à une étrange maladie qui frappe l'homme et qui n'est pas moins sévère dans ses conséquences : la *maladie du sommeil*.

Toutes ces maladies, en effet, ont une cause analogue, presque identique, et toutes, sauf la dourine, ont le même mode de propagation. Elles sont produites par la présence, dans le sang de l'animal malade ou de l'homme, d'un genre d'animalcules parasites, d'organisation rudimentaire et très simple. Ils appartiennent à la classe des infusoires et sont appelés *trypanosomes*. Ce nom, quelque peu barbare, indiquerait que ces parasites ont le corps enroulé en tarière ou en tire-bouchon. Mais ceci n'est vrai que de la première espèce de trypanosome que l'on ait connue et qui vit en parasite dans le sang de la grenouille. Les autres, et particulièrement celles qui nous intéressent, ont le corps allongé en forme de fuseau. Une membrane mince borde un des côtés de ce fuseau d'une extrémité à l'autre. Plus longue à son bord libre qu'à son bord adhérent au corps, elle forme nécessairement des fronces ou des plis. Ce bord libre ainsi ondulé et épaissi sur toute la longueur représente une sorte de liséré ou de baguette. Celle-ci se prolonge librement en avant du corps de ces petites anguilles microscopiques en un filament ou flagelle qui agit comme instrument de locomotion. Ces protozoaires à flagelle frétillent dans le sang, entre les globules du sang de deux à dix fois plus petits qu'eux, qu'ils écartent et bousculent. — La maladie du sommeil et les épizooties précédemment nommées sont donc des « trypanosomiases, » c'est-à-dire des infections du sang par un même genre de parasites hématozoaires ; et c'est là un premier trait de ressemblance entre elles, un caractère étiologique commun de première valeur.

En voici un second. Ces affections, qui règnent épidémiquement, sont ordinairement transmises de l'animal malade à l'animal sain, du cheval ou du bœuf infecté, par exemple, à la nouvelle victime, par des mouches piquantes, dont la plus connue est la mouche *tsé-tsé*, qui est un des fléaux de l'Afrique tropicale.

Ces brèves indications suggèrent un autre rapprochement, cette fois entre le paludisme et les maladies à trypanosomes. Le paludisme est aussi une infection du sang par un parasite hématozoaire, le *Plasmodium malarias* ; et, de même, l'infection se fait par une mouche piquante, un moustique, l'*anophèles*.

Il est curieux de noter que c'est presque au même moment qu'ont été découverts l'agent du paludisme et celui de la première maladie à trypanosomes dont on ait connu la cause. M. Laveran annonçait l'existence de l'hématozoaire du paludisme le 23 novembre 1880 ; Evans faisait connaître, une semaine plus tard, le trypanosome qui cause l'épizootie de surra des équidés et des camélidés de l'Inde. Toutefois, l'assimilation des deux types morbides ne doit pas être poussée trop loin. Les parasites des deux maladies semblent appartenir à des groupes différents de protozoaires : celui du paludisme est un sporozoaire nu, une hémamibe ; le trypanosome des épizooties est un infusoire flagellé : le premier vit à l'intérieur des globules rouges du sang, l'autre nage librement dans le liquide où flottent les globules. L'évolution des trypanosomes est très simple ; celle de l'hémamibe du paludisme est très compliquée. Enfin la multiplication des trypanosomes se fait par simple division : celle du parasite malarique par un processus beaucoup plus complexe.[1] M. Laveran, à qui revient l'honneur d'avoir découvert le parasite du paludisme, publie aujourd'hui, en collaboration avec M. F. Mesnil, une étude très étendue sur les trypanosomes

---

[1] Il ne faut cependant pas omettre de noter que, d'après un naturaliste de grand mérite, F. Schaudinn, les trypanosomes se rattacheraient à des hématozoaires endoglobulaires comme celui du paludisme par un lien de filiation directe. Les deux types formeraient des générations alternantes. Schaudinn a vu, par exemple, que les hématozoaires endoglobulaires de certains oiseaux, les chouettes, devenaient des trypanosomes chez les moustiques. MM. Sergent ont confirmé le fait.

et les maladies qu'ils provoquent.[2] C'est à ce remarquable travail que nous emprunterons la plupart des renseignements qui suivent.

Section II

La *maladie du sommeil* appelée *M'toya* par les indigènes, est connue des médecins depuis plus d'un siècle. Cette affection singulière et toujours mortelle, répandue chez les nègres de l'Afrique occidentale, caractérisée par une tendance irrésistible au sommeil, ne pouvait manquer de frapper l'attention des premiers observateurs. C'est en 1803 qu'un auteur anglais, Winterbottom, qui l'avait constatée dans l'hinterland de Sierra-Leone, en donna la première description. Depuis lors, les médecins de la marine française l'ont observée fréquemment au Congo, où elle est endémique, et en ont publié de nombreuses relations. L'une des études les plus complètes remonte à l'année 1869 : elle est due à un médecin colonial, Guérin, qui en avait noté, en moins de douze ans, près de cent cinquante cas à la Martinique, sur des nègres provenant de la côte d'Afrique. Les principaux foyers de la maladie se trouvent dans les régions de l'Ouest Africain, en Gambie, dans l'hinterland de Sierra-Leone, du Libéria, et de la Côte d'Ivoire. Dans toutes ces contrées, la maladie est endémique. Depuis deux ou trois ans, elle a pris beaucoup d'extension dans le Congo français et dans l'Etat Indépendant où elle a exercé de grands ravages. Il y a tel point par exemple au confluent de la rivière Kassaï et du Congo, où en 1902, en quelques mois, les deux tiers de la population adulte et la presque-totalité des enfants ont été enlevées par cette espèce de léthargie.

Entre les années 1896 et 1902, le fléau traversant l'Afrique

2 A. Laveran et F. Mesnil, *Trypanosomes et Trypanosomiases*. Paris, 1904, Masson.

centrale fut importé sur les rives du lac Victoria et jusque dans l'Est Africain Allemand. Il se répandit dans l'Ouganda qu'il a dévasté. On a pu craindre qu'il gagnât l'Egypte par la voie du Nil. L'étendue et la gravité de ce fléau ont appelé sur lui l'attention du monde entier. Les missions scientifiques ont redoublé d'efforts pour pénétrer la nature de la maladie et son mode de propagation.

Ces efforts ont été couronnés de succès. Un médecin italien, Aldo Castellani, a découvert en 1903 la cause du mal. C'est un trypanosome (*Tryp. gambiense* ou *Castellanii*) qui vit dans le sang du sujet atteint, d'où il passe ultérieurement dans le liquide cérébro-spinal qui baigne les ventricules du cerveau. A ces deux étapes du parasite correspondent deux périodes de la maladie. Au séjour dans le sang répond un premier stade, dont les symptômes, consistant en des poussées fébriles irrégulières, sont assez semblables aux accidents du paludisme. Au passage dans le liquide cérébral répondent les troubles nerveux, la somnolence, la léthargie, les accidents cataleptiques ou convulsifs de la seconde période. L'importante découverte de Castellani, qui faisait de la maladie du sommeil une maladie à trypanosomes, fut bientôt confirmée par l'un des savants les plus versés dans ce genre d'études, par l'Anglais D. Bruce. Etudiant avec ses compagnons Nabarro et Greig l'épidémie de l'Ouganda, Bruce trouva que chez tous les indigènes atteints de la maladie du sommeil, le liquide cérébro-spinal, obtenu par ponction lombaire, contenait toujours des trypanosomes. La mission portugaise a obtenu des résultats analogues quoique moins constants. Il en a été de même de l'envoyé français, M. Brumpt : douze fois sur quinze il a trouvé le parasite.

L'existence des deux phases de la maladie a été mise hors de doute. Pendant la première période, qui peut être très longue, celle-ci ne mérite pas le nom de *maladie du som-*

meil : c'est une fièvre pernicieuse. Le parasite n'a point encore pénétré dans les centres nerveux, il vit ou végète dans les vaisseaux sanguins, où sa présence n'entraîne d'autres conséquences que des troubles vagues, des poussées fébriles plus ou moins violentes qui correspondent sans doute à des périodes de multiplication du trypanosome.

Cette première période avait été déjà observée, sans que l'on sût encore qu'il s'agissait d'une *maladie du sommeil* à ses débuts. En 1901, à l'hôpital de Bathurst, en Gambie, les docteurs Forde et Dutton soignaient un homme, un Européen, qui depuis six années servait sur la rivière de Gambie à bord d'un steamer du gouvernement. Ce malade était atteint de fièvres irrégulières et considéré comme un paludéen. Mais, au lieu de trouver dans son sang l'hématozoaire du paludisme, les médecins anglais y aperçurent des sortes de vermicules, qui n'étaient autre chose que des trypanosomes. Dutton nomma cette espèce Trypanosome de Gambie (*Tryp. Gambiense*). Si le malade avait été suivi jusqu'au bout, on aurait, à la fin, reconnu la maladie du sommeil. Le parasite était celui que Castellani devait découvrir deux ans plus tard.

La maladie du sommeil débute donc par une simple infection d'apparence paludéenne et qui ne s'en distingue guère que par sa résistance à la quinine et son irrégularité : elle ne se caractérise que plus tard comme maladie nerveuse. Il n'est pas nécessaire de rappeler ici ces symptômes nerveux. La presse quotidienne les a abondamment décrits, l'année dernière : le public en a lu partout le récit. On peut même ajouter que bien des personnes en ont vu le spectacle. Le savant envoyé au Congo par l'Institut de médecine coloniale de Paris, M. Brumpt, en a ramené, en effet, trois malheureux nègres atteints de cette affection. Ils ont été soignés à l'hôpital de l'Association des Dames Françaises à Auteuil, où beaucoup de visiteurs ont pu les observer.

Les symptômes de la première période sont nuls chez les nègres où le mal reste latent jusqu'à ce qu'il soit entré dans sa seconde phase. Chez les mulâtres et les blancs ils consistent en des accès de fièvre non précédés de frisson, durant de deux à quatre jours, et suivis de rémission plus ou moins longue. Puis les accès se rapprochent ; les œdèmes, la bouffissure de la face, l'anémie, l'amaigrissement surviennent. Cette aggravation est traînante, parce que, en somme, les parasites ne prospèrent pas dans le sang ; ils y végètent peu nombreux ; ils l'infectent lentement.

Mais, dès que les trypanosomes arrivent dans le liquide céphalo-rachidien, le tableau change : la virulence se trouve multipliée, les accidents nerveux éclatent. La somnolence est le plus caractéristique. Le sujet est immobile, la tête inclinée sur la poitrine et les paupières closes. De plus en plus difficilement, à mesure que le mal progresse, on peut le tirer de son assoupissement. Cette apathie profonde, cette léthargie peuvent se combiner ou alterner avec d'autres symptômes. On constate souvent des accès de sommeil cataleptique. Le malade s'endort en cours d'exécution d'un mouvement : il reste figé dans une attitude inachevée, la bouche ouverte dans un bâillement, ou les bras étendus dans un étirement qui ne se termineront qu'au réveil, ou le corps immobilisé ou dans quelque geste qui reste en suspens à mi-chemin du but. La fièvre irrégulière mine le malade : son affaiblissement s'accentue : il tombe dans un état comateux et meurt.

La durée de la première période est variable : elle peut être de quelques mois ou de quelques années. La seconde période ne se prolonge guère au-delà de six à huit mois.

L'exemple du malade de race blanche de l'hôpital de Bathurst prouve que les nègres ne sont pas seuls exposés au danger de la trypanosomiase humaine. D'autres Européens en ont été victimes. Brumpt a vu un commissaire de bateau qui en était atteint et chez qui le mal ne se traduisait encore que par des poussées fébriles irrégulières résistant à la quinine. Patrick Manson a signalé, entre autres cas, celui d'une Anglaise qui est morte en état de léthargie à Bristol, au mois de décembre 1903, d'une infection par trypanosomes contractée au Congo deux années auparavant.

La maladie peut être inoculée expérimentalement à divers animaux, à la plupart des mammifères. On l'a communiquée à des singes, à des chiens, des chats, des cobayes, des rats, des souris, des porcs, des chevaux, des moutons et des bœufs et l'on a suivi la marche de cette infection artificielle pour en tirer des lumières relativement à l'infection naturelle. Et, en effet, la maladie expérimentale du singe, par exemple, et la maladie naturelle de l'homme suivent le même cours.

L'expérience a appris que ces divers animaux s'infectent plus ou moins aisément, c'est-à-dire que le parasite introduit dans leur sang s'y développe avec plus ou moins d'abondance et de rapidité. Il y a, par exemple, des singes qui sont réfractaires, comme les cynocéphales, à côté d'autres qui sont au contraire très réceptifs comme les cercopithèques. L'organisme du rat est habituellement un bon terrain de culture ; cet animal sert de réactif pour la recherche du trypanosome dans les liquides et les humeurs où il est rare. Et il faut bien dire qu'il est rare à peu près partout : rare dans le sang de l'homme malade pendant la plus grande partie de la maladie, rare même dans le liquide cérébro-spinal au moment le plus grave. De là cette notion, quelque peu paradoxale, d'une infection qui peut être très redoutable, mortelle même, alors que le nombre des parasites infectants est minime. La gravité des accidents qu'ils provoquent ne semble pas être en proportion de leur nombre ; elle est en rapport plutôt avec quelque poison, quelque toxine subtile qu'ils sécrètent à un certain moment de leur longue évolution.

Section III

La propagation de la maladie du sommeil se fait par des mouches piquantes, qui pullulent dans certaines régions. Ces mouches, voisines, mais différentes cependant de la célèbre mouche tsé-tsé, sont les « glossines à palpe. » Elles sont les agents de transmission du parasite ; elles le transportent inconsciemment du sujet malade au sujet sain, en les piquant l'un après l'autre. Une trompe rigide et aiguë leur sert à percer la peau de l'homme et des animaux pour y puiser le sang dont elles sont avides.

Cette intervention de la mouche glossine dans la propagation de la maladie est maintenant bien démontrée. Elle a été mise hors de doute par les recherches des médecins naturalistes D. Bruce, Nabarro et Greig, qui ont observé, en 1902 et 1903 ; l'épidémie de l'Ouganda. D'ailleurs l'idée de chercher parmi les insectes l'agent de transmission du parasite devait naturellement venir à l'esprit, du moment où l'on savait que ce parasite était plus ou moins analogue à l'hématozoaire du paludisme, qui est répandu par les moustiques. On a eu une seconde raison quand on a su que c'était un trypanosome. Il y avait, en effet, peu de temps que l'on venait d'apprendre que deux autres maladies à trypanosomes, le nagana et la surra, avaient pour agent d'inoculation la mouche tsé-tsé ; et c'était Bruce lui-même qui, en 1897, avait reconnu la nature parasitaire et trypanosomique de l'épizootie du nagana et son mode de propagation par l'insecte en question. Les médecins naturalistes occupés de ces problèmes pensèrent donc immédiatement à la mouche tsé-tsé et, à son défaut, à la glossine à palpe qui en est voisine. Les indigènes de l'Afrique occidentale qui ne savent rien, mais que la maladie décime et rend attentifs y avaient pensé avant eux. Depuis longtemps les nègres de la Guinée française attribuaient la cause du mal à la piqûre des mouches.

Les mouches piquantes sont l'un des nombreux fléaux du continent africain. Le long du fleuve de Gambie, les habitants et les voyageurs sont tourmentés par des taons et des glossines. Ces dernières sont un peu plus grosses que nos mouches ordinaires. Comme les mouches tsé-tsé, qui sont une espèce appartenant au même genre, elles pullulent sur les rives des cours d'eau et généralement dans les localités humides, chaudes et basses. Elles ne se trouvent qu'au voisinage des collections d'eau. Jamais elles ne s'en éloignent à plus de deux milles de distance. Elles ne s'écartent pas, non plus, des ombrages. Il faut à ces insectes l'eau avec la brousse ou la forêt. Ils affectionnent le couvert des mimosas et des palétuviers et s'abritent sous leurs feuilles. Ils font défaut dans les prairies à ciel nu. Dans les endroits où se plaisent ces glossines, elles ne sont point uniformément répandues, mais groupées sur de petits espaces qui forment comme des taches ou des plaques circonscrites. En Gambie, ces glossines abondent dans les marais à palétuviers.

C'est dans ces mêmes régions que se localisent les foyers de la maladie : c'est là seulement qu'elle est contagieuse et qu'elle s'étend. L'observateur anglais Bruce et ses compagnons d'étude ont tracé la carte qui indique la répartition des glossines à palpe dans l'Ouganda ; et ils ont également formé une autre carte qui représente l'aire de distribution de la maladie du sommeil. Les deux cartes se superposent exactement.

Ils ont constaté que lorsqu'un malade arrive dans une

localité où la mouche piquante abonde, la maladie se répand. Si les mouches font défaut, le sujet atteint ne communique plus son mal. C'est la répétition de ce qui se passe dans le cas du paludisme. Le malarique n'est plus dangereux dans le milieu où manque le moustique. De même, en l'absence de la glossine, le malheureux atteint de la maladie du sommeil n'est plus un péril pour ses voisins. Il est, au contraire, un grave danger pour eux dans les lieux où abonde la mouche piquante, parce qu'elle peut lui prendre son parasite pour le leur inoculer. Les indigènes le savent : ils isolent ceux qui sont frappés et s'éloignent d'eux autant que possible.

Ces observations ne laissent subsister que bien peu de doute sur le rôle des mouches dans la propagation de la maladie du sommeil. D'ailleurs, les derniers scrupules ont été levés par l'expérience directe. Bruce, Nabarro et Greig ont mis des glossines en présence de quelques nègres malades, et après que ces mouches eurent piqué ces malheureux et se furent ainsi infectées à leur contact, on exposa à leurs morsures des singes, des cercopithèques. Au bout de deux mois la maladie se déclarait chez ces animaux et l'on trouvait dans leur sang le trypanosome révélateur de la nature de l'infection.

Section IV

Les maladies à trypanosomes qui frappent les animaux sont nombreuses. Elles présentent une extension considérable : extension géographique, puisqu'elles règnent sur la presque-totalité du continent africain, sur une partie des Indes anglaises et hollandaises (certaines débordant exceptionnellement en Europe et en Amérique) ; extension zoologique, puisque chaque espèce de ces hématozoaires, au lieu de s'attaquer à tel ou tel mammifère exclusivement, comme il arrive pour la plupart des affections parasitaires, étend ses ravages à un grand nombre d'espèces : chevaux, bétail, animaux domestiques.

De là, la difficulté de distinguer ces épidémies les unes des autres. Et cette difficulté est aggravée par le fait que les diverses espèces de trypanosomes, de formes très simples, se différencient beaucoup entre eux. Les médecins naturalistes éprouvent donc un certain embarras à faire le diagnostic différentiel des diverses « maladies à tsé-tsé, » comme on les appelle, c'est-à-dire des différentes épizooties à trypanosomes. Tels savants, comme Laveran et Mesnil distinguent les épizooties du nagana et de la surra, tandis que d'autres les identifient ; de même, Nocard et Lignières ont séparé la surra, le mal de Caderas et la dourine, en montrant que des animaux rendus réfractaires à l'une de ces infections peuvent être vulnérables à l'autre, sans que, pourtant, d'excellents arguments aient entraîné un assentiment universel. C'est sous le bénéfice de cette observation que nous allons examiner ces épizooties plus ou moins distinctes.

Le *nagana* est le nom dont les indigènes du Zoulouland se servent pour désigner une épidémie meurtrière qui fait périr les chevaux et les bœufs. Ses ravages s'étendent d'ailleurs aux ânes, aux mules, aux chiens, aux chats et à beaucoup d'autres animaux. La maladie est invariablement fatale aux chevaux, aux ânes et aux chiens : quelques bovidés peuvent en guérir. L'infusoire qui cause la maladie a été découvert par David Bruce en 1894 ; c'est le « trypanosome de Bruce. » L'agent qui l'inocule est la mouche piquante tsé-tsé. Le nagana est donc, par excellence, une maladie à tsé-tsé. Ses ravages justifient la terreur qu'inspire aux populations et aux explorateurs de l'Afrique Australe l'obligation de traverser les régions occupées par cet insecte redoutable.

Albert Dastre

La zone occupée par la mouche tsé-tsé, et, par conséquent, l'aire d'extension du nagana, est immense. Elle commence, dans l'Afrique du Sud, immédiatement au-dessus du Transvaal. Le voyageur qui s'élève au nord du Transvaal sur la route de Pretoria au lac Nyassa ne tarde pas à rencontrer par places, le long des cours d'eau, dans les terrains marécageux et ombragés, des essaims de ces mouches piquantes qui attendent, cachées sous les feuilles, le passage de la proie. Dès que la caravane est à portée, elles glissent, d'un vol rapide, autour des bêtes et des gens avec un léger bruissement d'ailes que le mot de tsé-tsé rend assez bien. On ne les sent pas se poser sur la peau : mais bientôt la piqûre de leur trompe aiguë produit une vive cuisson. On voit les indigènes frapper leurs jambes nues, les chiens mordre en rond et les chevaux lancer des ruades. Lorsque la mouche, gorgée de sang, retire sa trompe, elle laisse dans la blessure, avec un peu de liquide, l'hématozoaire parasite qu'elle avait, puisé vingt-quatre ou quarante-huit heures plus tôt, dans le sang d'une précédente victime, et, par exemple, dans le sang du gros gibier. Les essaims de tsé-tsé suivent en effet les animaux de chasse.

Plus au nord, la mouche suceuse de sang occupe le bassin du Zambèze où Livingstone a signalé depuis longtemps sa présence et ses ravages. L'Ouganda est presque indemne, mais le Congo belge est infesté. On a signalé en Abyssinie des épidémies qui paraissent se rapporter au nagana, et dont l'une décima la cavalerie anglaise pendant l'expédition de 1867. Westwood a pensé que, dépassant leurs limites ordinaires, ces mouches suceuses ont pu, au temps des Pharaons, pénétrer jusqu'en Egypte et causer les ravages que l'Exode mentionne sous le nom de quatrième plaie d'Egypte. La cinquième plaie, celle qui frappa les bêtes, aurait été, d'après cela, la conséquence de la précédente. L'Afrique orientale n'est pas épargnée. Les épidémies dans l'Est allemand ont été étudiées par Koch. Dans les possessions anglaises, la zone de la tsé-tsé commence au tiers de la route qui va de la mer au lac Victoria. D. Smith et le prince N. Ghika, sn 1898, l'ont signalée dans les pays des Somalis et des Gallas ; Brumpt, le naturaliste de la mission du Bourg de Bozas, l'a trouvée dans l'Ogaden.

Enfin, la mouche piquante et les épizooties à trypanosomes se montrent dans le Centre Africain, dans l'Etat Indépendant, sur les bords du Chari (le Tchad est indemne), à Tombouctou, à Macina, et peut-être même jusqu'en Algérie, s'il est vrai que l'on puisse identifier au nagana une épizootie qui a sévi en 1903 sur les chevaux des spahis dans l'extrême Sud Oranais, dans la vallée de la Zousfana. La côte orientale elle-même n'est pas exempte. Le Cameroun a été gravement atteint, et l'on a signalé dans le Togo, dans la Guinée, le Sénégal et la Gambie une sorte de malaria des chevaux qui est encore une maladie à trypanosomes.

Le rôle des mouches tsé-tsé dans la propagation de cette maladie redoutable était soupçonné depuis longtemps. Mais on croyait qu'elles agissaient par un poison ou un virus. Livingstone les déclarait venimeuses. Bruce a démontré péremptoirement qu'elles ne le sont pas et qu'elles n'offrent par elles-mêmes aucun danger. Le danger commence aussitôt qu'elles ont piqué un animal atteint de nagana. Bruce a vu que la mouche se comportait comme un simple vecteur qui entrepose quelque temps le parasite, et non point comme un hôte nécessaire où il accomplirait quelqu'une des étapes de son évolution.

Cependant on peut se demander pourquoi les autres insectes piquants ou suceurs de sang, qui abondent dans les régions chaudes ne sont point capables comme la tsé-tsé de transférer la maladie d'un sujet malade à un sujet sain. Quelle espèce d'action exerce à cet égard la tsé-tsé ? C'est encore un mystère. — Une autre difficulté était de comprendre comment le cheval ou le bœuf pouvaient contracter la maladie dans une région où n'existait précédemment aucun animal domestique, déjà malade. Bruce a résolu le problème. Il a vu que les animaux sauvages du Zoulouland, buffles, antilopes, hyènes par exemple, peuvent héberger dans leur sang le trypanosome du nagana sans en souffrir sérieusement. Leur santé est à peine altérée, et cependant ils constituent un réservoir de virus où la mouche peut puiser abondamment.

La destruction ou le refoulement du gros gibier sont donc les moyens prophylactiques les plus sûrs pour restreindre les zones d'endémicité du nagana. Or, la mise en exploitation du continent africain et la construction des chemins de fer réalisent de jour en jour cette suppression des animaux sauvages. La civilisation assainira donc les régions à tsé-tsé et à nagana. En attendant, il est prudent aux explorateurs d'observer quelques mesures préventives qui peuvent être efficaces. C'est par exemple de ne traverser que la nuit les régions infectées, parce que les mouches ne piquent que pendant le jour ; ou encore d'enduire les animaux exposés aux piqûres de créoline, de suc d'amomum, ou d'autres matières qui éloignent ces insectes.

Quant aux traitements, ils sont tous à peu près impuissants. Bruce a employé l'acide arsénieux ; d'autres ont conseillé une benzo-purpurine, le trypanroth, qui font en effet disparaître pour un temps les trypanosomes du sang ; mais il y a toujours récidive. On a noté cette particularité singulière que le sérum du sang de l'homme possédait une vertu destructive énergique ; mais elle est également passagère. Le fait est curieux, mais sans application. Les autres sérums n'ont point fourni de vaccins efficaces. En somme, on n'a pas encore réussi à prévenir le nagana ni à le guérir.

Section V

La *surra* est une épizootie qui, depuis un temps immémorial, règne à l'état endémique dans certains districts de l'Hindoustan. Les indigènes réservent le nom à une maladie qui frappe les chevaux ; mais on sait aujourd'hui qu'il faut y rattacher d'autres épidémies autrement désignées et qui frappent diverses espèces animales, les chiens de chasse, les chameaux, les bœufs et jusqu'aux éléphants.

Toutes ces épizooties sont causées par l'invasion d'un trypanosome qui pénètre dans le sang des animaux atteints. Cet hématozoaire parasite (*Tryp. Evansi*) a été signalé, dès 1880, par Griffith Evans dans le sang des chevaux, mulets et chameaux, lors d'une épidémie qui désolait, à cette époque, le Punjab.

L'aire d'envahissement de la surra est très étendue. Tout le nord de l'Inde est contaminé, la Birmanie anglaise, le Manipour et l'Assam. Le mal s'étend jusqu'à la Perso. D'un autre côté, il existe à l'état de cas isolés dans les possessions françaises de l'Indo-Chine, dans le Yunnan, dans le Céleste-Empire et jusque dans la Corée. En beaucoup de points il empêche l'élevage du cheval. On le retrouve aux Indes néerlandaises, où il frappe les équidés et les buffles, et aussi aux Philippines. On sait qu'il a été importé, en 1902, à l'île Maurice qu'il a ruinée complètement en faisant périr tous les chevaux et un grand nombre de bœufs.

La maladie est très analogue au nagana. Ses symptômes sont ceux d'une anémie pernicieuse : fièvre irrégulière, amaigrissement, œdèmes des membres et enflure du ventre. Elle est presque invariablement mortelle. Seulement elle évolue plus ou moins rapidement suivant les espèces animales. Elle tue le cheval en un ou deux mois, elle met trois ans pour le chameau. Les bœufs y résistent le mieux : beaucoup échappent à la contagion ; un certain nombre sont frappés légèrement et guérissent. La guérison leur confère désormais l'immunité.

Il y a des rapports si étroits entre la surra et le nagana, entre le trypanosome de Bruce et celui d'Evans, que l'on devrait confondre les deux maladies en une seule, si l'expérience n'avait appris que les animaux immunisés pour l'une sont vulnérables à l'autre. L'analogie permet de supposer que le mode de propagation est très semblable dans les deux cas. Mais, pour la surra, on ne connaît pas de mouche spéciale qui soit préposée à l'inoculation. Il faut invoquer l'intervention des taons, des divers insectes banals, piquants ou suceurs.

Les moyens de lutter contre toutes ces épidémies sont les mêmes. Ils doivent consister, comme l'Académie de médecine en exprimait le vœu le 1er juillet 1902, à interdire ou à réglementer sévèrement l'importation d'animaux provenant de pays infectés de surra ou de nagana. Quand l'épizootie existe, il faut isoler les sujets suspects, abattre les animaux malades, essayer de chasser les mouches des pâturages au moyen de grands feux.

Section VI

Il n'est pas nécessaire d'entrer dans de longs détails relativement aux autres épizooties. Cet examen n'apprendrait rien d'essentiellement nouveau.

— Le *mal de Caderas* (mal de la croupe) appartient à l'Amérique du Sud. C'est une épizootie qui règne sur les chevaux de la République Argentine, de la Bolivie et du Brésil. L'affection est fatale à tous les animaux atteints. Le cheval devient paresseux, inerte ; il flageole sur ses jambes de derrière ; il est fébricitant, amaigri, affaibli : il meurt avec tous les signes d'une anémie profonde.

L'agent morbide est un trypanosome (*Tryp. equinum*) que le docteur Elmassian a isolé, en 1901. — Le mode naturel de propagation n'est pas exactement connu. Le parasite est transporté de l'animal malade à l'animal sain, sans doute par des insectes divers, des taons et des mouches stomoxys qui le puisent vraisemblablement dans le sang des carpinchos ou cabiais, grands rongeurs qui vivent en groupes le long des cours d'eau. Quand ils trouvent des carpinchos morts dans les pâturages, les fermiers du Paraguay prévoient l'épidémie prochaine des chevaux.

— La *dourine* limite ses ravages aux équidés reproducteurs : les étalons et les juments. C'est la seule maladie à trypanosomes qui appartienne à l'Europe, ou qui lui ait appartenu, car l'application stricte des règles de police sanitaire l'en a fait disparaître à peu près complètement. Elle n'existe plus qu'en Espagne, en Hongrie, dans le sud de la Russie et sur le pourtour de la Méditerranée. On l'a signalée aux Etats-Unis et au Chili.

Le parasite hématozoaire qui produit cette anémie profonde, qui se termine en paralysie (*Tryp. equiperdum*), a été découvert en 1894 par Rouget, et retrouvé en 1899 par Schneider et Buffard.

— Le *galziekte* est une fièvre bilieuse, spéciale aux bovidés, qui décime les bœufs de l'Afrique du Sud, Transvaal, république d'Orange et Cap. C'est encore une fièvre anémique grave. Elle est d'un pronostic moins sévère que les précédentes : la mortalité est seulement de 12 pour 100. L'agent infectant est un trypanosome (*tryp. Theileri*). Il est inoculé de l'animal malade à l'animal sain par une espèce d'hippobosque commun dans ces contrées.

Albert Dastre

Section VII

On a constaté, dans ces dernières années, que non seulement les mammifères domestiques et sauvages, mais encore tous les vertébrés sont exposés à être infectés par les trypanosomes. On connaît ceux de beaucoup d'oiseaux, des tortues, des batraciens et des poissons, et même on les a connus avant ceux des animaux domestiques et de l'homme. Le premier de ces vermicules parasites a été rencontré, en effet, en 1841 dans le sang de la truite. Le second a été découvert en 1842 dans le sang de la grenouille par Gluge. C'est à propos de cet hématozoaire que le nom de trypanosome a été créé par un observateur, qui plus tard s'est consacré à la médecine pratique et qui a laissé à Paris une réputation d'originalité et de bizarrerie, le docteur Gruby. Le troisième exemplaire de cette curieuse classe de parasites a été découvert, en 1845, chez les rats et retrouvé, en 1877, chez les surmulots de Calcutta par Lewis. Il existe chez les rats sur tous les points du globe : il leur est spécial et, sauf le cobaye, il n'est inoculable à aucune autre espèce. Tous ces trypanosomes n'intéressaient que l'histoire naturelle, jusqu'au jour où il fut constaté que leurs similaires produisent, chez l'homme et les animaux domestiques, les épidémies les plus meurtrières. La médecine pratique s'est alors emparée de leur histoire et elle a profité largement des études désintéressées des naturalistes.

ISBN : 978-1548215194